BEI GRIN MACHT SICH IHR WISSEN BEZAHLT

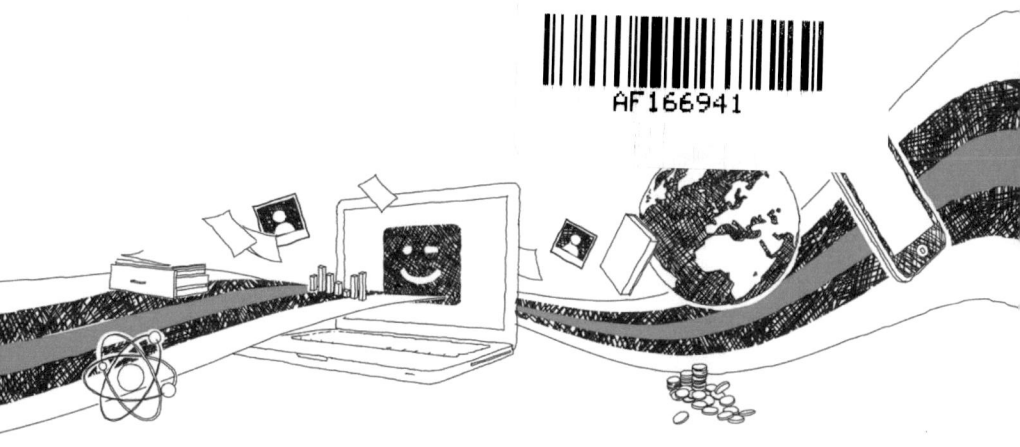
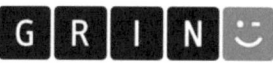

Anorexia Nervosa. Behandlungskonzepte der Magersucht

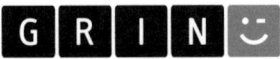

Bibliografische Information der Deutschen Nationalbibliothek:

Die Deutsche Nationalbibliothek verzeichnet diese Publikation in der Deutschen Nationalbibliografie; detaillierte bibliografische Daten sind im Internet über http://dnb.d-nb.de abrufbar.

ISBN: 9783346265548
Dieses Buch ist auch als E-Book erhältlich.

Druck und Bindung: Books on Demand GmbH, Norderstedt Germany
Gedruckt auf säurefreiem Papier aus verantwortungsvollen Quellen

Das vorliegende Werk wurde sorgfältig erarbeitet. Dennoch übernehmen Autoren und Verlag für die Richtigkeit von Angaben, Hinweisen, Links und Ratschlägen sowie eventuelle Druckfehler keine Haftung.

Das Buch bei GRIN: https://www.grin.com/document/936520

Hochschule RheinMain

Fachbereich Sozialwesen

Hausarbeit: Anorexia Nervosa-Behandlungskonzepte der Magersucht
Konzepte und Strategien gesundheitsbezogener Sozialer Arbeit

Inhalt

1. Einleitung

Für meine Hausarbeit in der Lehrveranstaltung „Konzepte und Strategien gesundheitsbezogener Sozialen Arbeit" habe ich mich für das Thema Anorexia Nervosa (Magersucht) entschieden. Dieses Thema hat mich lange beschäftigt und vor allem das Phänomen dahinter, dass immer mehr junge Menschen daran erkranken. Auch in meinem nahen Umfeld hatte ich mit solch einem Fall zu tun und diesbezüglich habe ich entdeckt, dass es sehr schwer ist an magersuchterkrankte Menschen heran zu kommen, denn in Verleugnen sind die Betroffenen sehr gut.

Ich werde einen Einblick in diese Verhaltensstörung geben, sowie die Ätiologie und die psychischen Symptome dieser Krankheit näher erläutern. Der zweite Teil befasst sich mit Strategien und Konzepte zur Bekämpfung dieser Krankheit. Ein Fazit wird meine Arbeit schließlich beenden. Dort werde ich erneut die Frage erläutern, wieso man diese Krankheit in der Sozialen Arbeit nicht unterschätzt sollte.

2. Magersucht (Anorexia Nervosa)

2.1. Begriffserläuterung

In diesem Teil befasse ich mich mit einer kurzen Begriffserklärung der Erkrankung. Die wissenschaftliche Bezeichnung dafür lautet: *„Anorexia Nervosa"*. Dieser Terminus kommt aus dem Griechischen und bedeutet übersetzt: „nervlich bedingte Appetitlosigkeit". Durch den Begriff nervosa - also nervlich - kann man schon von einer Erkrankung ausgehen, die sich auf eine psychische Störung zurückführen lässt (Vgl. Seiffge-Krenke, Inge, 1986, S. 66-69).

Im ICD 10 (Internationale statistische Klassifikation der Krankheiten und verwandter Gesundheitsprobleme) wird die Krankheit wie folgt charakterisiert: „Die Anorexia ist durch einen absichtlich selbst herbeigeführten oder aufrechterhaltenen Gewichtsverlust charakterisiert. Am häufigsten ist die Störung bei heranwachsenden Mädchen und jungen Frauen; heranwachsende Jungen und junge Männer, Kinder vor der Pubertät und Frauen

3

bis zur Menopause können ebenfalls betroffen sein. Die Krankheit ist mit einer spezifischen Psychopathologie verbunden, wobei die Angst vor einem dicken Körper und einer schlaffen Körperform als eine tiefverwurzelte überwertige Idee besteht und die Betroffenen eine sehr niedrige Gewichtsschwelle für sich selbst festlegen. Es liegt meist Unterernährung unterschiedlichen Schweregrades vor, die sekundär zu endokrinen und metabolischen Veränderungen und zu körperlichen Funktionsstörungen führt. Zu den Symptomen gehören eingeschränkte Nahrungsauswahl, übertriebene körperliche Aktivitäten, selbstinduziertes Erbrechen und Abführen und der Gebrauch von Appetitzüglern und Diuretika" (https://www.icd-code.de/icd/code/F50.0-.html) .

Im Jahre 1689 stellte der englische Arzt Richard Morton diese Essstörung erstmals fest. Der nächste, der sich mit dieser Krankheit befasste, war der Engländer William Gull (Vgl. Seiffge-Krenke, Inge, 1986, S. 66-69).

Er widmete sich der somatischen (körperlichen) Veränderungen und war ebenfalls derjenige, der den Begriff „Anorexia Nervosa" prägte. In Deutschland verwendet man gängiger die Bezeichnung „Magersucht" (Vgl. Seiffge-Krenke, Inge, 1986, S. 66-69).

2.2.   Das Krankheitsbild der Magersucht (Anorexia Nervosa)

„Essstörungen sind psychosomatische Erkrankungen mit Suchtcharakter" (Beltz Verlag, Weinheim und Basel 2008, 21).

Die Betroffenen haben eine gestörte Wahrnehmung ihres Körpers und verweigern die Nahrungsaufnahme aus Angst zu zunehmen. Sie wollen die Kontrolle über ihren Körper haben und versuchen mit allen Mitteln ihr Gewicht zu reduzieren (Vgl. Salbach-Andrae/Jacobi/Jaite, 2010, S.14-15). Im Vordergrund steht eine körperliche Störung bei der die psychischen Prozesse eine wesentliche Bedeutung beitragen. Daraus lässt sich schließlich schlussfolgern, dass Magersucht auf einer psychisch-körperlichen Wechselwirkung basiert (Vgl. Salbach-Andrae/Jacobi/Jaite, 2010, S.13-15). Die größte Angst der Betroffenen besteht darin dick zu werden (Vgl. Salbach-Andrae/Jacobi/Jaite, 2010, S.13-15). Auch wenn diese bereits sehr schlank oder abgemagert sind, sehen sie sich dennoch als zu dick an. Daraus kann man erkennen, dass sie eine gestörte Wahrnehmung besitzen und mit allen Mitteln versuchen die Gewichtszunahme zu verhindern(Vgl. Salbach-Andrae/Jacobi/Jaite, 2010, S.13-15).

Magersucht tritt für gewöhnlich bei Mädchen aus der Mittel- und Oberschicht in der Pubertät auf. Es sollte auch nicht unerwähnt bleiben, dass die Betroffenen meist einen hohen Intelligenzgrad haben (Vgl. Wunderer, Eva Schnebel, Andreas, 2008, S.40). Zur Risikogruppe gehören Frauen zwischen dem 15. und 25. Lebensjahr und 1% dieser Altersspanne erkranken daran. Auf die Gesamtbevölkerung bezogen, erkranken nicht viele an Magersucht, jedoch ist die Zahl seit den siebziger Jahren enorm gestiegen (Vgl. Wunderer, Eva Schnebel, Andreas, 2008, S.41).

3. Magersucht und ihre Ursachen

Körperschemastörungen zählen zu den psychosomatischen Erkrankungen. Die Störung wird meist durch eine einfache Diät ausgelöst. Die Betroffenen geraten in eine Art Teufelskreis, da sie die Bestätigung von Freunden, Angehörigen und Bekannten erhalten (Vgl. Wunderer, Eva Schnebel, Andreas, 2008, S.68).

Dadurch verstärkt sich der Schlankheitswunsch umso mehr und es entsteht ein

Suchtfaktor (Vgl. Wunderer, Eva Schnebel, Andreas, 2008, S.68).

„Wer abnimmt, hat sich unter Kontrolle, wird bewundert – selbst oder gerade, wenn er bereits sehr schlank ist" (Beltz Verlag, Weinheim und Basel 2008, 53). Die Aussagekraft dieses Zitats verdeutlicht diesen Suchtfaktor enorm. Durch das Abnehmen verfügen die Betroffenen die absolute Kontrolle über ihren Körper und bekommen Anerkennung, nach der sie streben. Die Kontrolle über das Essverhalten ist ihre oberste Priorität. Außerdem stehen im Zentrum ihres Handelns und Denkens das Kalorienzählen und die Gewichtsreduktion. Ihr ganzer Lebensinhalt dreht sich um diese zwei Themen (Vgl. Wunderer, Eva Schnebel, Andreas,2008, S.51-68).

Erst spät erkennt das soziale Umfeld, dass es sich nicht nur um eine harmlose Diät handelt, sondern um eine Essstörung. Es sollte auch nicht unerwähnt bleiben, dass es nicht eindeutig nachweisbar ist, welche Ursachen tatsächlich zur Magersucht führen. Mehrere Faktoren tragen zur Entstehung einer Störung bei. Dies nennt man multifaktoriell: Gesellschaftliche Erwartungen, Rollenforderungen, Schönheitsideale, familiärer Kontext und Lernfaktoren und biologische Faktoren (Vgl. Wunderer, Eva Schnebel, Andreas,2008, S.51). Es entsteht ein Wechselspiel dieser einzelnen Faktoren. Auch die individuelle Komponente sollte nicht außer Acht gelassen werden. Diese befasst sich mit dysfunktionalen Denkmustern (Vgl. Wunderer, Eva Schnebel, Andreas,2008, S.51). Damit ist, beispielsweise, ein geringes Selbstwertgefühl gemeint (Vgl. Wunderer, Eva Schnebel, Andreas,2008, S.51).

Im Folgenden werde ich drei dieser Faktoren näher beleuchten. Zuerst betrachte ich die soziokulturellen Faktoren. Das heutige Schönheitsideal spielt dabei eine große Rolle. „In Werbung, Musik und Fernsehen sind Frauen schlank, oftmals im Untergewichtsbereich" (Beltz Verlag, Weinheim und Basel 2008, 52). Durch die Medien wird den jungen Mädchen dieses Körperbild als das Perfekte eingeprägt. Das hat schließlich zur Folge, dass diese Mädchen, die ohnehin schon eine gestörte Selbstwahrnehmung haben, anfälliger sind, sich dieses Körperideal aneignen zu wollen. Als nächsten Punkt möchte ich mich den familiäreren Faktoren widmen. Magersüchtige Personen haben oft in der Vergangenheit mit familiäreren Problemen zu kämpfen gehabt. Häufiger körperlicher oder sexueller Missbrauch kann ebenfalls ein Auslöser sein (Vgl. Wunderer, Eva Schnebel, Andreas,2008, S.54-58).

Abschließend beleuchte ich die individuelle Komponente. Magersüchtige Personen haben meist ein sehr niedriges Selbstwertgefühl. Sie fühlen sich hilflos und haben Angst die Kontrolle über ihren eigenen Körper zu verlieren. Das hat zur Folge, dass sich die Betroffenen ständig mit dem Essen beschäftigen.

Diese kognitive Fixierung hilft ihnen dabei die Angst vor Kontrollverlust und Gewichtszunahme zu mindern.

Folglich lassen sich die Ursachen der Magersucht auf eine psychische Problematik zurückführen (Vgl. Wunderer, Eva Schnebel, Andreas,2008, S.54-58).

4. Behandlungskonzepte und Strategien

Bei der Behandlung von Magersucht kann zwischen zwei Möglichkeiten unterschieden werden: der ambulanten und der stationären Behandlung. Bevor ich auf die Therapiekonzepte näher eingehen werde, werde ich diese zwei Strategien vorstellen.

Um zu entscheiden welche Behandlung am besten ist, muss man zunächst zwei Faktoren beachten: den Widerstand und die Motivation den Patienten. Der Widerstand des Patienten spielt dabei eine bedeutende Rolle. Denn fast alle Magersucht-Patienten sind an einer Behandlung nicht interessiert und denken es sei alles in Ordnung. Oft sind es die besorgten Eltern, die den Patienten gegen ihren Willen zum Arzt bringen (Vgl. Meermann/Vandereycken, 1987, S. 87).

Dabei gibt es zwei Widerstandsformen. Die erste Widerstandsform lässt sich daran erkennen, dass auch die Eltern des Patienten die Krankheit verharmlosen und somit auch verleugnen. Sie wollen die schwere der Krankheit nicht sehen und verleugnen diese genauso wie der Patient selbst (Vgl. Meermann/Vandereycken, 1987, S. 87).

Beim zweiten Widerstandstyp wird die Krankheit zwar erkannt, jedoch zögert die Familie immer noch die psychologische Bedeutung der Magersucht zu erkennen. Man wendet sich lieber an einen „richtigen" Arzt, statt einen Psychotherapeuten aufzusuchen. Man lehnt diese Behandlungsart ab. Die Eltern beschäftigen sich viel zu sehr mit der Nahrung und erkennen nicht bzw. wollen nicht die Ursache dieser Krankheit erkennen. Sie suchen den Fehler nicht bei sich und sehen nicht, dass in der Familie eine Dysfunktion herrscht (Vgl. Meermann/Vandereycken, 1987, S. 88).

Es ist die Aufgabe des Therapeuten den Patienten und seine Familie von einer Behandlung zu überzeugen. Wichtig dabei sind die Vorteile einer Behandlung für den Patienten hervorzuheben und ihn erkennen zu lassen, welche Folgen und Auswirkungen diese Krankheit auf den Körper hat (Vgl. Meermann/Vandereycken, 1987, S. 88).

Der Therapeut wird ihm helfen die Zwangsgedanken, die sich rund um das Essen drehen, zu überwinden und den Patienten von depressiven Symptomen zu befreien(Vgl. Meermann/Vandereycken, 1987, S. 88).

Die Therapie wird ihm helfen wieder aktiver und lebensfroher zu sein. Denn durch die Unterernährung neigt der Anorektiker eher schwach und müde zu sein und er sehnt sich danach wieder aktiver zu sein. Aus diesem Grund ist es wichtig, dass der Therapeut ihm zusichert durch die Behandlung wieder mehr Energie zu haben. Dies wäre ein weiterer Punkt, um den Patienten für eine Behandlung zu begeistern. Da es Anorektiker sehr betrübt, wenn sie nicht mehr in der Lage sind sportlich aktiv zu sein (Vgl. Meermann/Vandereycken, 1987, S. 88).

Konnte man den Magersucht-Patienten für eine Behandlung gewinnen, kann man nun mit der Behandlung beginnen.

4.2.   Strategien für eine ambulante Behandlung

Zunächst werde ich mich mit der ambulanten Behandlung befassen. Diese hängt von der individuellen körperlichen Verfassung des Patienten ab. Sie wird begleitet von einer ambulanten Psychotherapie, einer Ernährungsberatung und bei Bedarf eine ambulante Gruppentherapie. Jedoch kann eine ambulante Therapie erst dann sinnvoll sein, wenn zu einem der BMI über 15 liegt. Zum anderen, wie oben bereits erwähnt, muss der die Betroffene die Behandlung wollen und eine Motivation mitbringen.

Des Weiteren sollten keine Selbstmordgedanken, Selbstverletzungen oder andere psychische Risiken bestehen. Auch das Umfeld des Patienten spielt dabei eine wichtige Rolle (Vgl. Meermann/Vandereycken, 1987, S. 95)

Treffen all diese Punkte zu, kann man mit der ambulanten Behandlung beginnen und einen Behandlungsplan aufstellen. Dazu werde nun ich zwei Strategien näher vorstellen. Wenn der Gewichtsverlust oder das abnormale Essverhalten das zentrale Thema im Leben des Betroffenen sind, kommt meist folgende Strategie zum Einsatz. Dabei ist es wichtig auch das soziale Umfeld mit einzubinden (Vgl. Meermann/Vandereycken, 1987, S. 97).

Es gibt zwei wichtige Punkt für den Patienten zu beachten: Die Familie muss normale Essgewohnheiten wiedereinführen und der Betroffene muss sein gesundes Gewicht wiederherstellen. Die Verantwortung liegt allein bei der betroffenen Person. Zwischen dem Arzt und dem Patienten wird ein Vertrag aufgesetzt, in dem festgelegt wird wie viel der Patient pro Woche zunehmen soll (Vgl. Meermann/Vandereycken, 1987, S. 97). Dies ist meist von der körperlichen Verfassung des Betroffenen abhängig. Er darf entscheiden was er isst und nimmt die Mahlzeit separat in einem anderen Zimmer zu sich (Vgl. Meermann/Vandereycken, 1987, S. 97). Jedoch muss es das gleiche Gericht, wie das der anderen Familienmitglieder, sein. Es ist nicht erlaubt zu anderen Zeiten zu essen oder das Essen zu kaufen oder zu horten. Weder das Kommentieren noch das Kritisieren des Essens ist den Familienmitgliedern gestattet. Das Gewicht des Patienten wird ausschließlich vom Therapeuten kontrolliert (Vgl. Meermann/Vandereycken, 1987, S.97). Dieser Ansatz ist besonders für zwei Dinge wichtig: Erstens ist es wichtig zu erwähnen, dass es für die Betroffenen schwierig ist vor anderen zu essen bzw. gemeinsam zu essen. Aus diesem Grund ist es besser, wenn sie zunächst allein Nahrung zu sich nehmen. Je mehr sie kontrolliert werden, desto weniger essen sie. Die regelmäßigen Essgewohnheiten müssen zu einem festen Bestandteil im Alltag des Betroffenen und deren Familie werden. Sie gelten als wichtiger sozialer Vorgang (Vgl. Meermann/Vandereycken, 1987, S. 97). Es wird kein Diätessen angeboten, sondern ganz normale und gängige Gerichte. Am Tisch redet man über alltägliche Themen, nicht über Diäten oder Körperformen. Diese Punkte sind tabu. Damit zielt man darauf ab, dass die

Mahlzeiten für den Betroffenen wieder zu einer angenehmen und normalen Alltagssituation werden (Vgl. Meermann/Vandereycken, 1987, S. 97).

Die Einhaltung der Regeln wird von den Eltern kontrolliert und werden diese nicht eingehalten, hat der Patient mit Konsequenzen zu rechnen. Die Hauptintention dieser Strategie ist die Bedeutung des Essens in der Familie umzustrukturieren (Vgl. Meermann/Vandereycken, 1987, S. 97-98). Auf diese Weise soll ihm das Essen auf angenehme Weise nähergebracht werden. Auch die Eltern des Patienten müssen vom Essverhalten ablenkt werden (Vgl. Meermann/Vandereycken, 1987, S. 97-98).

Deshalb ist ein Teil dieser Behandlung auch ihre Aufmerksamkeit der Eltern auf ein Symptom zu lenken, zum Beispiel auf die Erschöpfung des schwachen Körpers. Funktioniert diese Behandlung nicht, muss der Therapeut der Familie die Entscheidung zur Einweisung näherbringen (Vgl. Meermann/Vandereycken, 1987,S. 97-98). Diese Art von Behandlung wird meist dann verwendet, wenn der Betroffene den Ernst der Lage nicht erkennen kann und nicht auf die Behandlung anspricht bzw. sie komplett ablehnt.

Eine weitere interessante Taktik wurde von McGlynn entwickelt, dessen Ergebnisse auch positive Resultate aufzeigen. Diese werde ich nun kurz erläutern. Die betroffene Person muss täglich 2000 Kalorien zu sich nehmen und dies täglich aufschreiben. Der Patient überwacht sich selbst. Einmal pro Woche bespricht dieser alles mit seinem Therapeuten. Voraussetzung ist, dass der Patient gewillt ist proaktiv mitzumachen und zuverlässig zu handeln. Die Familienmitglieder können dabei helfen (Vgl. Meermann/Vandereycken, 1987, S. 98-99).

Eine weitere gute Behandlungsmethode stellt die Gruppentherapie dar. Diese kann sowohl bei einer ambulanten als auch bei einer stationären Behandlung eine große Unterstützung bieten. Diese werde ich im letzten Kapitel beschreiben. Doch nun widme ich mich zunächst der stationären Behandlung und der Psychotherapie.

4.3.   Strategien für eine stationäre Behandlung

Eine stationäre Behandlung ist meist in Kliniken und in Wohngruppen möglich. Auch hier müssen zunächst einige Bedingungen erfüllt werden:

Erstens, der BMI muss unter 15 liegen.

Zweitens, das Gewicht geht stetig nach unten.

Drittens, beim Patienten gibt es keine Einsicht und der Betroffene möchte sich nicht helfen lassen.

Viertens, die ambulante Therapie führte nicht zur Besserung. Das Leben des Betroffenen ist gefährdet. Wenn dies alles zutrifft, ist eine Einweisung erforderlich.

Zu Beginn der Einweisung wird zunächst ein Behandlungsplan mit dem Patienten erarbeitet. Gemeinsam wird über den Verlauf der Behandlung gesprochen und es werden klare Ziele definiert. Als erstes wird eine Informationserhebung durchgeführt. Darauf aufbauend werden die Ziele daran angepasst und jedes weitere Mal aufs Neue kontrolliert und angepasst. Bei negativen Resultaten beginnt man erneut mit der Informationserhebung. Damit bezweckt man, dass die Ziele für den Patienten ständig präsent sind (Vgl. Meermann/Vandereycken, 1987, S.104).

Des Weiteren sind der Therapeut und der Betroffene dadurch in der Lage den Fortschritt der Therapie jederzeit zu analysieren (Vgl. Meermann/Vandereycken, 1987, S. 104).

Es ist wichtig zu Beginn der Behandlung alles genau festzulegen. Dem Patienten wird zugesichert, dass sie ihr Gewicht langsam steigern können. Auf diese Weise ist es einfacher für den Betroffenen sich an sein neues Körperbild zu gewöhnen. Auch wird ein schriftlicher Vertrag aufgesetzt, in dem alles festgehalten wird. In diesem wird ebenfalls festgehalten wie viel der Patient pro Woche zunehmen soll. Der Rahmen bewegt sich zwischen 700 g und 3 kg. Letzteres ist der Maximalbetrag. Der Patient bekommt normale Krankenhausmahlzeiten. Er darf das Essen nicht lagern oder zwischendurch Imbisse zu sich nehmen (Vgl. Meermann/Vandereycken, 1987, S. 108). Werden die Punkte nicht eingehalten, muss der Betroffene mit Konsequenzen rechnen. Die Behandlung besteht aus drei Stufen. Auf jeder Stufe hat der Patient mehr Freiheiten. Werden die Vertragsbedingungen nicht erfüllt, verliert der Patient Freiheiten (Vgl. Meermann/Vandereycken, 1987, S.107).

Die erste Stufe des Vertrags besagt, dass der Patient im eigenen Zimmer essen darf und täglich auf die Waage muss. Am Wochenende ist es ihr erlaubt Besuch zu empfangen. Ist die betroffene Person auf der zweiten Stufe, kriegt sie eine Mahlzeit auf das Zimmer und darf dort mit einem anderen Patienten gemeinsam essen. Eine Krankenschwester überwacht das Ganze. Man wird nur noch drei Mal die Woche gewogen und darf die Station selbstständig verlassen, jedoch nicht das Krankenhaus. Das ganze Wochenende darf der Patient Besuch empfangen. In der dritten Phase kann der Patient unbeaufsichtigt und selbstständig im Speisesaal essen. Jedoch muss hierfür zwei Drittel des ausgemachten Gewichtszuwachses erreicht worden sein. Das Wiegen ist nur noch auf einmal die Woche reduziert worden. Der Patient kann selbstständig das Krankenhaus verlassen und auf Ausflüge gehen. Außerdem ist es ihr/ihm erlaubt ein Wochenende zu Hause zu verbringen. Besucher sind jeden Tag erlaubt (Vgl. Meermann/Vandereycken, 1987, S. 108-109). Für den Betroffenen ist ein solch strukturierter Vertrag von großer psychologischer Bedeutung. Er fühlt sich darin wohl, da jede neue Stufe als Herausforderung angesehen wird. Man will die nächste Stufe erreichen und bezwingen. Auf diese Weise ist es möglich die Patienten unter einander zu vergleichen, denn sie zeigt die Identität des Patienten (Vgl. Meermann/Vandereycken, 1987, S. 108-109).

Auf der ersten Stufe wird man noch als krank angesehen, jedoch wenn man auf der dritten Stufe ist, gilt man schon als fast gesund. Auch die Patienten untereinander tauschen sich darüber aus. Man sollte ebenfalls erwähnen, dass die Transparenz und die Offenheit für den Patienten und seiner Familie von enormer Wichtigkeit ist. Es wird mit ihnen alles genau besprochen und alle Fortschritte und Rückschritte werden ebenfalls erwähnt. Der Betroffene kann aktiv am Ganzen teilnehmen. Auf diese Weise wird dem Patienten nicht das Gefühl von extremer Kontrolle vermittelt. Denn Kontrolle bringt oft das Risiko mit sich, Täuschungen hervorzurufen (Vgl. Meermann/Vandereycken, 1987, S. 108-109).

4.4. Stationäre Psychotherapie

Bei der stationären Behandlung herrscht eine große Notwendigkeit der Gewichtszunahme. Die anorektischen Patienten haben ein gestörte Körperwahrnehmung und es die Aufgabe der Therapie diese Wahrnehmung zu bearbeiten und schließlich auch zu überwinden. Die Patienten fühlen sich oft hilflos und gefühlsohnmächtig, da der Körper einfach keine Kraft mehr hat durch das ständige Hungern. Die Patienten haben Schwierigkeiten klare Gedanken zu fassen und fühlen sich oft niedergeschlagen. Sie befinden in einem

Teufelskreis, aus dem sie nicht mehr rauskommen scheinen.

Wie oben bereits erwähnt spielen die eigene Einschätzung von Gewicht und Figur eine entscheidende Rolle. Bei einer Psychotherapie wird zunächst eine kognitive Verhaltenstherapie angewandt. Die kognitive Verhaltenstherapie geht davon aus, dass die Gedanken eines Menschen seine Gefühle und Verhaltensweisen beeinflussen können (https://www.karstenwolf.com/therapie/psychotherapie/kognitive-verhaltenstherapie). Mit Hilfe dieser Therapie soll dem Patienten geholfen werden, seine Gedanken und Gefühle besser zu verstehen und ordnen zu können. Auf diese Weise wird er mit belastenden Situationen besser umgehen können. Dem Betroffenen wird gezeigt welche Gedanken welche Handlungen auslösen können und wie er bestimmte Situationen anders beurteilt. Dies hat den Zweck die dysfunktionalen Gedanken des Patienten zu verändern. Auf diese Weise soll das Essverhalten normalisiert werden.
(https://www.karstenwolf.com/therapie/psychotherapie/kognitive-verhaltenstherapie).

Des Weiteren gehen Therapeut und Patient dem Ursprung der Krankheit auf den Grund. Sie wollen herausfinden, wie es zu der Essstörung kommen konnte und was der emotionale Auslöser dafür war. Um die Krankheit zu heilen, muss man zuerst den Ursprung erforschen (Vgl. Wunderer, Eva Schnebel, Andreas, 2008, S.124).

Im nächsten Kapitel werde ich mich nun endlich der Gruppentherapie widmen. Sie ist eine häufig verwendete Therapieform, da sie eine große Effektivität aufzeigt und in vielen Behandlungskonzepten unentbehrlich ist.

4.5. Gruppentherapie

Im Fokus von diesem Kapitel steht die Methode der Gruppentherapie. Zu Beginn werde ich kurz erläutern, worum es bei einer Gruppentherapie geht und wozu sie hilfreich ist. Darauf aufbauend, wird im zweiten Teil dann die Bedeutung der Methode für mein Arbeitsfeld hervorgehoben.
Bei der Gruppentherapie geht es primär darum mehrere Personen in der Gruppe zu behandeln. Sie bedient sich dabei der auftretenden Gruppendynamik. Ihr Ziel ist das Verhalten der Gruppenteilnehmer zu verändern und dabei Gefühle und Ängste freizusetzen, um so eine Genesung zuzulassen (Vgl. Hartmann, Sebastian 2006, S.13-14). Die Akzeptanz spielt dabei eine wichtige Rolle.

Jeder Teilnehmer ist ein Teil der Gruppe, aber gleichzeitig auch eine autonom handelnde Person. Außerdem erlebt man in der Gruppe eine enorme Unterstützung. Denn jedes Mitglied merkt, dass er mit seinen Problemen nicht allein ist. Da alle mit dem gleichen Schicksal zu kämpfen haben. Es kommt zu Interaktionen zwischen den Patienten und zur gegenseitigen Unterstützung (Vgl. Hartmann, Sebastian 2006, S.13-14).

Für Patienten mit Essstörung ist die Methode der Gruppentherapie besonders gut geeignet. Die Interaktion mit anderen fällt den Betroffenen oft sehr schwer. Als Folge dessen haben sie Schwierigkeiten Gefühle wahrzunehmen und diese auch zu kommunizieren (Vgl. Reich, Günter 2010, S. 10-11). Jedoch haben die Betroffenen ein stärkeres Bewusstsein für andere. Dasselbe gilt bei Intimität und Nähe: es fällt ihnen sehr schwer diese zu zulassen und auch Liebesbeziehungen mit anderen scheinen für essgestörte Personen unmöglich (Vgl. Reich, Günter 2010, S. 10-11). Diese Punkte lassen sich auf ihren übermäßigen Perfektionismus zurückführen. Da sie mit sich selbst überkritisch sind und sich ständig mit ihren Fehlern befassen (Vgl. Reich, Günter 2010, S. 28). Dies hat zur Folge, dass sich magersüchtige Personen oft von anderen komplett isolieren (Vgl. Reich, Günter 2010, S. 28).Bei diesen ganzen Problematiken kann die Gruppentherapie eine enorme Hilfe sein, da sie auf eine Interaktion zwischen den einzelnen Mitgliedern aus ist (Vgl. Reich, Günter 2010, S. 28). Zu einem erkennt die Patientin, dass sie nicht allein mit ihren Problemen ist. Auf diese Weise lernt sie ihre Empfindungen und Meinung auszudrücken. Zum anderen können Themen, die den Betroffenen belasten, angesprochen und bearbeitet werden (Vgl. Reich, Günter 2010, S. 30-33). Ein weiterer Aspekt ist, dass die Gruppentherapie den Patienten ein Gefühlt von Geborgenheit und Sicherheit vermittelt. So fällt es den Betroffenen leichter, sich langsam zu öffnen und auch mal Nähe zu lassen. Damit bezweckt man, dass zwischenmenschliche Beziehungen zu Stande kommen (Vgl. Reich, Günter 2010, S. 27-35).

Es ist ebenfalls wichtig zu erwähnen, dass essgestörte Personen ein großes Interesse an andere Betroffene haben. Sie fühlen sich von ihnen richtig verstanden. Durch das gemeinsame Austauschen entsteht ein Gefühl von Gemeinsamkeit und Solidarität und das Verlangen gemeinsam gegen die Krankheit anzukämpfen (Vgl. Reich, Günter 2010, S. 27-35).

5. Fazit

Wie meine Arbeit gezeigt hat, ist die Magersucht eine erstzunehmende Krankheit, die bis zum Tod reichen kann. Die Anzahl der Erkrankten steigt stetig an und man sollte sich die Frage stellen, welche Gründe dieses Wachstum hat. Erschreckend dabei ist, dass das Alter der Erkrankten immer weiter nach unten geht. Es gibt verschiedene Gründe, die eine Magersucht auslösen können. Oftmals spielen familiäre Umstände und die Erziehung eine tragende Rolle. Meines Erachtens ist es von großer Wichtigkeit offen über Gefühle und Probleme reden zu können, insbesondere in der Familie. Diese sollte ein sicherer Ort sein, in dem man sich frei äußern kann. Probleme und andere negative Gefühle sollten angesprochen werden, um diese aus der Welt zu schaffen, denn je mehr unausgesprochene Unzufriedenheit herrscht, desto höher ist die Wahrscheinlichkeit eine Dysfunktionalität zu entwickeln.

Des Weiteren sollte nicht unerwähnt bleiben, dass Social-Media ein enormer Faktor der steigenden Krankheitsfälle ist. Die dort porträtierte verbissene Orientierung an Schönheitsidealen und die Inszenierung von perfekten Menschen und perfekten Leben bringt junge Menschen dazu, die schon bereits ein geringes Selbstwertgefühl besitzen, noch mehr an sich zu zweifeln. Das Bewusstsein darüber dieses „perfekte" Leben nicht haben zu können, lässt sie immer mehr in Traurigkeit versinken. Ihr Leben scheint ihnen zu entgleiten und sie versinken immer mehr in die Magersucht. Denn das Gewicht ist das einzige was sie kontrollieren und beeinflussen können und das gibt ihnen ein Gefühl von Macht.

Aus diesem Grund sollte man versuchen diese jungen Menschen schon vorher aufzufangen und zu unterstützten. In anderen Worten bedeutet dies, dass man ihr Selbstbewusstsein stärkt und ihnen die Gefahren von Social-Media Netzwerken aufzeigt. Die Soziale Arbeit könnte in Beratungsstellen Kurse oder Seminare anbieten, die präventiv orientiert sind, damit Störungen gar nicht erst zustande kommen. Man klärt die jungen Menschen darüber auf, das Social-Media nur eine Art „Scheinwelt" ist. Dabei ist es wichtig das Selbstwertgefühl der Jugendlichen positiv zu stärken, um es auf diese Weise zu stabilisieren. Des Weiteren ist es wichtig die Jugendliche dahingehend zu trainieren besser mit ihren Gefühlen umgehen zu können. Daraus folgt, dass sie stressige Situationen besser bewältigen können.

Abschließend möchte ich noch erwähnen, dass es von großer Bedeutung ist ein inniges und liebenswertes familiäres Umfeld zu haben, in dem man über alles reden kann. Denn nur so kann sich eine seelisch gesunde Persönlichkeit entwickeln.

6. Literaturverzeichnis

Hartmann, Sebastian (2006), Die Behandlung psychischer Störungen, Wirksamkeit und Zufriedenheit aus Sich der Patienten, Die Replikation der „Consumer Reports Study" für Deutschland, Gießen, S. 138-140

Meermann, Rolf/ Vandereycken, Walter, Therapie der Magersucht und Bulimia Nervosa, Ein klinischer Leitfaden für Praktiker, 1987 by Walter de Gruyter&Co. Berlin, New York, S. 82-88,S. 95-98, S. 104-109

Reich, Günter/Cierpka, Manfred/ Pudel, Volker/ Becker, Sandra/ Zipfel, Stephan/ Herzog, Thomas/ Bents, Hinrich/ Beisel, Sylvia (2010), Psychotherapie der Essstörungen, Krankheitsmodelle und Therapiepraxis - störungsspezifische und schulübergreifend, 3. Aufl., Stuttgart, S. 10-11, S. 27-35, S.72

Salbach – Andreae, Harriet/ Jacobi, Corinna/ Jaite, Charlotte (2010), Anorexia und Bulimia nervosa im Jugendalter, Kognitiv-verhaltenstherapeutische Behandlungsmanual, Beltz-Verlag, Weinheim und Basel, S. 14-19, S.165, S.142

Seiffge-Krenke, Inge (1986), Psychoanalytische Therapie Jugendlicher, Stuttgart, S.66-69

Wunderer, Eva/ Schnebel, Andreas (2008), Interdisziplinäre Essstörungstherapie, Psychotherapie, Medizinische Behandlung, Sozialpädagogische Begleitung, Ernährungstherapie, Beltz-Verlag, Weinheim und Basel, S. 51-68, S. 252-255, S. 286

7. Internetquellen

https://www.karstenwolf.com/therapie/psychotherapie/kognitive-verhaltenstherapie
(Stand: 27.09.2020)

https://www.icd-code.de/icd/code/F50.0-.html
(Stand: 27.07.20)

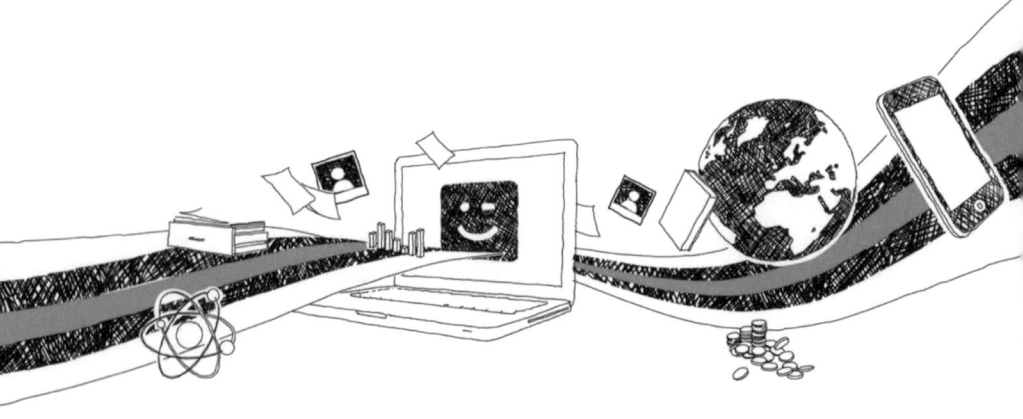
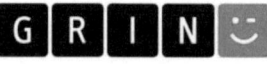